David Buka
Josef Dvorak

Cancro rectal; Dinâmica do VEGF tumoral e da densidade de TIL CD8

David Buka
Josef Dvorak

Cancro rectal; Dinâmica do VEGF tumoral e da densidade de TIL CD8

ScienciaScripts

Imprint

Cover image: www.ingimage.com

This book is a translation from the original published under ISBN 978-620-2-08022-4.

Publisher:
Sciencia Scripts
is a trademark of
Dodo Books Indian Ocean Ltd. and OmniScriptum S.R.L publishing group

120 High Road, East Finchley, London, N2 9ED, United Kingdom
Str. Armeneasca 28/1, office 1, Chisinau MD-2012, Republic of Moldova, Europe
Printed at: see last page
ISBN: 978-620-8-04069-7

Cancro do reto

As alterações da expressão do fator de crescimento endotelial vascular tumoral e da densidade de linfócitos infiltrantes tumorais CD8+ após quimiorradiação neoadjuvante em doentes com adenocarcinoma do reto

David Buka[1] , Josef Dvorak[2]

Departamento de Oncologia e Radioterapia, Universidade Charles, Faculdade de Medicina e Hospital Universitário, Hradec Kralove, República Checa 2

Departamento de Oncologia, Primeira Faculdade de Medicina, Universidade Charles e Hospital Thomayer, Praga, República Checa

Agradecimentos: Este estudo foi apoiado pelo MH CZ-DRO (TH, 0064190) e pelo projeto de investigação PROGRES Q40/01.

Conteúdo

Resumo

Objetivo do estudo: O objetivo foi examinar os efeitos da quimiorradioterapia neoadjuvante na expressão de VEGF e na densidade de linfócitos infiltrantes tumorais CD8+ (TIL) do adenocarcinoma do reto, através da comparação da expressão de VEGF e da densidade de TIL CD8+ em biópsias endoscópicas antes e em amostras de ressecção após a terapia.

Doentes e métodos: Foi estudada retrospetivamente uma coorte de 53 doentes, cada um com cancro do reto localmente avançado. O tratamento neoadjuvante incluiu radiação de feixe externo (50,4 Gy/28 fracções) com 5-fluorouracil em infusão contínua. Entre quatro e seis semanas após a quimiorradioterapia, os doentes foram submetidos a ressecção cirúrgica. Foi efectuada uma análise imuno-histoquímica para avaliar a expressão de VEGF e a densidade de TIL CD8+ tanto nas biópsias pré-tratamento como nas amostras ressecadas.

Resultados: Em 2 doentes foi efectuada a ressecção com tumor residual microscópico (R1), enquanto nos restantes 51 doentes foi possível a ressecção radical com margens microscopicamente negativas (R0). Em 34 doentes (64%) foi observado um downstaging após quimiorradioterapia pré-operatória. A mediana do seguimento foi de 109 meses (9,1 anos). No momento do seguimento, 24 doentes tinham tido recidiva e 30 tinham morrido. Na mesma altura, 22 doentes estavam vivos sem recidiva e 1 doente estava vivo com recidiva. A taxa de OS a cinco anos foi de 56% (IC95%: 43-70%) com OS mediana de 8,6 anos.

Após a quimiorradioterapia, 24 doentes (45%) registaram uma redução da expressão do VEGF, 20 doentes (38%) não apresentaram alterações e em 2 doentes não foi possível avaliar a dinâmica da expressão do VEGF devido a uma resposta patológica completa após a quimiorradioterapia. Apesar de a mediana da OS ser 2,5 vezes mais curta nos doentes que registaram uma redução da expressão do VEGF durante a terapêutica, esta diferença não foi estatisticamente significativa. A expressão de VEGF não foi significativa na análise de regressão de Cox nem no teste log-rank. A expressão do VEGF diminuiu após a quimiorradioterapia neoadjuvante na maioria dos doentes com adenocarcinoma do reto examinados. Uma tendência de prognóstico inferior foi associada a esta diminuição.

Durante a quimiorradioterapia, 30 doentes (57%) registaram um aumento da densidade de TIL CD8+, em 18 doentes (34%) registou-se uma diminuição, em 1 doente não se verificou qualquer alteração, em 4 doentes não foi possível avaliar a dinâmica da densidade de TIL CD8+ (em 2 doentes devido à quantidade insuficiente de tecido para análise imuno-histoquímica e noutros 2 doentes devido à resposta patológica completa após a quimiorradioterapia). A densidade de TIL CD8+ não foi significativa na análise de regressão de Cox (p=0,16) ou no teste log-rank (p=0,16). De acordo com o teste do qui-quadrado (p=0,37), não houve impacto significativo do aumento da densidade de TIL CD8+ após a quimiorradioterapia no downstaging. O aumento da densidade de TIL CD8+ após a quimiorradioterapia foi associado a uma tendência de sobrevivência global 2,5 mais longa em comparação com os doentes com a diminuição da densidade de TIL CD8+ após a quimiorradioterapia.

Conclusões: A expressão do VEGF diminuiu após a quimiorradioterapia neoadjuvante na maioria dos doentes examinados. Uma tendência de prognóstico inferior foi associada a esta diminuição. No presente estudo, não observámos qualquer significado preditivo ou prognóstico da densidade de TIL CD8+ nas biópsias endoscópicas antes da quimiorradioterapia, nas amostras de ressecção após a quimiorradioterapia nem nas alterações da densidade de TIL CD8+ após a quimiorradioterapia. A limitação do nosso estudo é o número de doentes (53). Não é de excluir que, num maior número de doentes, pudesse ser detectado um significado preditivo ou prognóstico da densidade de TIL CD8+.

Palavras-chave: adenocarcinoma do reto; tratamento neoadjuvante; quimioterapia; radioterapia; fator de crescimento endotelial vascular; linfócitos infiltrantes tumorais CD8

Capítulo 1. Introdução

Cancro do reto

Nos casos de cancro do reto localmente avançado, a excisão mesorrectal total precedida de uma quimiorradioterapia neoadjuvante é atualmente a norma para o tratamento dos doentes [1-11]. A quimiorradioterapia neoadjuvante com 5-fluorouracil aumenta significativamente a taxa de resposta patológica completa, reduz a taxa de recorrência local, mas não melhora a sobrevivência livre de doença (DFS) ou a sobrevivência global (OS) em comparação com a radiação de feixe externo isolada [12-15]. Espera-se uma melhoria dos resultados a longo prazo com a incorporação de agentes activos adicionais [16-18].

A expressão do fator de crescimento endotelial vascular tumoral após quimiorradiação neoadjuvante em doentes com adenocarcinoma do reto

O fator de crescimento endotelial vascular (VEGF) tem dois papéis importantes: em primeiro lugar, no desenvolvimento e manutenção dos vasos sanguíneos e, em segundo lugar, na regulação da permeabilidade das células endoteliais vasculares [19-22]. Estudos imuno-histoquímicos demonstraram que o VEGF não é expresso na mucosa colorectal normal, mas é altamente expresso nos adenocarcinomas [23, 24]. A expressão do VEGF é um evento precoce na sequência da transformação do adenoma em adenocarcinoma [24, 25]. A neovascularização, apoiada pelo aumento da expressão de VEGF, é necessária tanto para a nutrição do tumor como para a disseminação hematogénica [26-29]. No adenocarcinoma colorrectal, verificou-se que a expressão elevada de VEGF se correlaciona com um mau prognóstico e uma maior incidência de metástases hepáticas [30].

Na oncologia gastrointestinal, está a ser utilizada com êxito a inibição do VEGF no tratamento do adenocarcinoma colorrectal metastático com bevacizumab e aflibercept e no tratamento do adenocarcinoma gástrico avançado ou do adenocarcinoma da junção gastroesofágica com ramucirumab. O efeito anti-angiogénico do bevacizumab pode aumentar a radiossensibilidade. O bevacizumab foi incorporado em estudos de fase I-II de quimiorradioterapia pré-operatória para o cancro do reto, mas o padrão de toxicidade e as complicações cirúrgicas observadas em alguns estudos foram decepcionantes [31-33]. Além disso, não existe um biomarcador preditivo para a resposta terapêutica aos inibidores do VEGF [34].

A densidade de linfócitos infiltrantes de tumores CD8+ em doentes com adenocarcinoma do reto

Os linfócitos infiltrantes tumorais (TIL) são frequentemente encontrados nos tumores, o que pode sugerir que os tumores desencadeiam uma resposta imunitária [35-38]. O efeito final da resposta imunitária antitumoral reside principalmente nos linfócitos T citotóxicos que reconhecem antigénios não próprios, conduzindo, em última análise, à morte das células tumorais [39]. Vários estudos concluíram que uma elevada abundância de TIL citotóxicos CD8+ está associada a um resultado clínico positivo, incluindo cancro do pulmão de células não pequenas, cancro do cólon, cancro do esófago, cancro da mama, cancro urotelial e melanoma [40-46].

Todos os tipos de células imunitárias podem ser encontrados no tumor. A análise da localização, densidade e orientação funcional das diferentes populações de células imunitárias é designada por contexto imunitário [4750]. A análise exaustiva intra-tumoral demonstra que estes infiltrados imunitários não estão distribuídos aleatoriamente. A combinação de dois marcadores (TIL CD3+ e TIL CD8+) em duas regiões (centro do tumor e sua margem invasiva) foi acordada para validação na prática clínica padrão no cancro colorrectal [51-53]. O Immunoscore é uma ferramenta de prognóstico, que parece ser superior à classificação tumor-nódulo-metástase (TNM) no cancro colorrectal. A questão ainda em aberto é o desafio do carácter "universal" do Immunoscore. O Immunoscore é derivado de três aspectos do contexto imunitário: o tipo, a densidade e a localização das células imunitárias [54-56]. No nosso estudo, examinámos apenas o tipo e a densidade, porque nas biópsias pré-tratamento não havia material suficiente para o exame da localização - centro do tumor ou a sua margem invasiva.

A quimioterapia e a radioterapia foram anteriormente consideradas como imunossupressores porque os linfócitos são altamente sensíveis aos efeitos da radiação e dos agentes citotóxicos que têm como alvo os tumores [57, 58]. A radioterapia é vista como uma modalidade geralmente imunossupressora, em parte devido à sua aplicação amplamente conhecida como radiação de corpo inteiro para ablacionar o sistema imunitário do doente, a fim de o preparar para um transplante alogénico [59]. Dado que o cancro é um microambiente heterogéneo e dinâmico que comunica com o sistema imunitário, o contexto imunitário do microambiente tumoral tem demonstrado ser capaz de influenciar a evolução da doença [54]. A interação entre o sistema imunitário e a radiação é multifatorial [60, 61]. Pode depender da dose/qualidade da radiação e dos tipos de células imunitárias [62, 63]. O papel crítico da radiação é induzir a libertação de antigénios imunogénicos tumorais responsáveis pelo aumento do pool de péptidos intracelulares para apresentação cruzada. Desta forma, a radiação cria uma "vacinação in situ" [64, 65]. A radioterapia provoca a morte de células imunogénicas, aumenta a expressão do complexo principal de histocompatibilidade (MHC) 1 tanto em células normais como em células cancerígenas, estimula a quimiotaxia e o recrutamento de células dendríticas e linfócitos T para o tumor através da indução de moléculas de adesão intracelular, citocinas e quimiocinas, e induz a iniciação de linfócitos T citotóxicos [39, 66]. Num modelo de ratinho, a radioterapia necessita da presença de CD8+TIL para o controlo tumoral pós-radioterapia [65, 67]. As células cancerígenas que sobrevivem à radioterapia sofrem um mecanismo de "modulação imunogénica", tornando-as mais susceptíveis de serem mortas por ação do sistema imunitário [39, 68]. Verificou-se que, no cancro do reto, a densidade de TIL em amostras de biopsia antes do tratamento pode ser um indicador da resposta do tumor à quimiorradiação [58, 69].

Na radiobiologia, há uma mudança significativa de paradigma na compreensão dos efeitos da radiação, do tradicional "4R" (reparação, repovoamento, redistribuição, reoxigenação) para o atual "4R + 3E" (eliminação, equilíbrio, fuga) [70, 71]. Isto significa que a radiobiologia atual já não se centra apenas nos danos no ADN causados pela radiação ionizante nas células cancerosas, mas também nos efeitos da radiação ionizante nas células imunocompetentes circundantes [72-76].

Recentemente, tem havido um número crescente de relatos de casos que mostram o aparecimento de efeitos abscópicos quando a radioterapia é administrada concomitantemente com inibidores do ponto de controlo imunitário [77-80], sublinhando que o tratamento de radioterapia pode levar a uma resposta imunitária que é aumentada pelos agentes imunomoduladores [81-84]. O efeito abscópico da radioterapia é um evento pelo qual um tumor primário é irradiado e é observada uma resposta em locais metastáticos distantes, fora do campo da radiação [85-89]. Mais de cem anos após a descoberta do rádio, a radiação ionizante ainda surpreende ao revelar outros efeitos e consequências clínicas [59]. A radiação também tem efeitos no endotélio vascular do tumor, incluindo moléculas de adesão celular, que promovem o recrutamento de TIL CD8+ antitumorais [65, 90].

Interações entre a terapêutica anti-VEGF e o aumento da imunidade antitumoral

Existem cada vez mais evidências que indicam que a terapêutica anti-VEGF pode normalizar a vasculatura tumoral anormal, com o potencial de reestruturar o microambiente imunitário do tumor para um perfil mais imunossupressor [91, 92].

A eficácia da imunoterapia anticancerígena através do bloqueio dos pontos de controlo imunitário é dificultada pela hipóxia e pela fraca infiltração de células T no interior do tumor, em resultado da má perfusão nos vasos tumorais desorganizados [93]. Os vasos tumorais anormais também limitam a adesão e o extravasamento de leucócitos e prejudicam a sua infiltração no interior do núcleo tumoral [94, 95]. A hipóxia aumenta a natureza imunossupressora do ambiente tumoral estromal, prejudicando as funções efectoras das células T (sinalização do recetor de células T, proliferação e produção de citocinas pelas células T) [96]. Em contrapartida, a hiperóxia aumenta o desempenho das células T citotóxicas, o que se correlaciona com melhores respostas clínicas ao bloqueio da molécula de controlo imunitário programed death 1 (PD-1) [97, 98].

O antiVEGF melhora o influxo de células imunitárias para o tumor, restaurando a integridade dos vasos, melhora a perfusão do tumor e diminui a pressão do fluido intersticial [99, 100]. A normalização da vasculatura tumoral pode não só reduzir a hipóxia tecidular e melhorar a administração de agentes citotóxicos, bem como de oxigénio para a radioterapia, mas também melhorar a imunidade anti-tumoral [101, 102]. Além disso, a privação de nutrientes (como a glicose) impede a proliferação e ativação das células T em células CD8+ efectoras [103]. Por conseguinte, a normalização dos vasos tumorais aumenta a perfusão do tumor e, consequentemente, o fornecimento de oxigénio e nutrientes, pelo que se pode esperar que melhore a resposta global da imunoterapia anticancerígena [98].

O aumento da resposta imunitária antitumoral observado após a terapêutica anti-VEGF pode também estar relacionado com a inibição das funções imunossupressoras exercidas pelo VEGF nas células T efectoras [104-106]. Assim, o bloqueio da sinalização do VEGF melhora a função das células T efectoras, aumentando, por um lado, a sua ativação e entrega ao tumor (através da normalização dos vasos tumorais) e, por outro lado, inibindo a regulação positiva induzida pelo VEGF dos pontos de controlo imunitário inibitórios [107, 108].

Tendo em conta os recentes sucessos das imunoterapias, as combinações de terapia anti-VEGF com bloqueadores dos pontos de controlo imunitário parecem ser agora uma estratégia atractiva. A chave para a implementação bem sucedida de uma estratégia de combinação para o tratamento do cancro é a compreensão da interação entre estas duas intervenções terapêuticas, particularmente no que se refere à reprogramação adequada do microambiente imunitário do tumor para melhorar a imunidade antitumoral [98, 109].

O objetivo deste estudo retrospetivo foi avaliar o efeito da quimiorradioterapia neoadjuvante na expressão de VEGF e na densidade de TIL CD 8+ do adenocarcinoma do reto, através da comparação da expressão de VEGF e da densidade de TIL CD8+ em biópsias endoscópicas antes do início da terapêutica e da ressecção de amostras após a terapêutica. Um outro objetivo é avaliar se as alterações na expressão de VEGF e a densidade de TIL CD8+ após o tratamento neoadjuvante influenciam a sobrevivência ou a resposta ao tratamento em doentes que recebem quimiorradioterapia neoadjuvante para adenocarcinoma do reto.

Capítulo 2. Doentes e métodos

Caraterísticas do doente

Foram estudados retrospetivamente 53 doentes, 38 do sexo masculino e 15 do sexo feminino (Figura 1), com uma idade média de 63 anos (intervalo 41-75), com adenocarcinoma do reto localmente avançado. Dezasseis doentes apresentavam tumores em estádio clínico II e 37 doentes apresentavam tumores em estádio clínico III (Figura 2, Tabela 1). A localização anatómica foi a seguinte: reto superior (>10 cm) em 6 doentes, reto médio (>5-10 cm) em 28 doentes e reto inferior (<5 cm do bordo anal) em 19 doentes (Figura 3). Na biópsia pré-tratamento, todos os pacientes tinham adenocarcinoma histologicamente verificado (grau 1 em 3 pacientes, grau 2 em 32 pacientes e grau 3 em 18 pacientes). O grau do tumor na amostra de ressecção foi o seguinte: 3 pacientes tinham grau 1, 28 pacientes tinham grau 2 e 20 pacientes tinham grau 3 (Figura 4, Tabela 2). O nível mediano de CEA pré-tratamento foi de 4,02 (intervalo de 0,39-62,39) µg/L [110, 111].

Figura 1

Gráfico circular do género

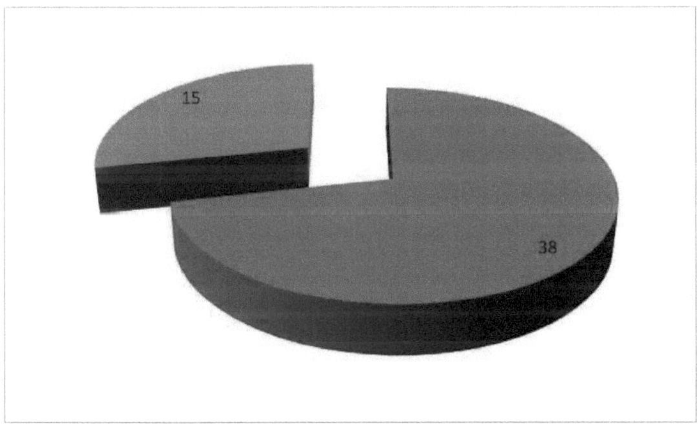

Descrição do gráfico:

Cor castanha: 15 fêmeas

Cor azul: 38 machos

Figura 2

Gráfico circular do estádio clínico

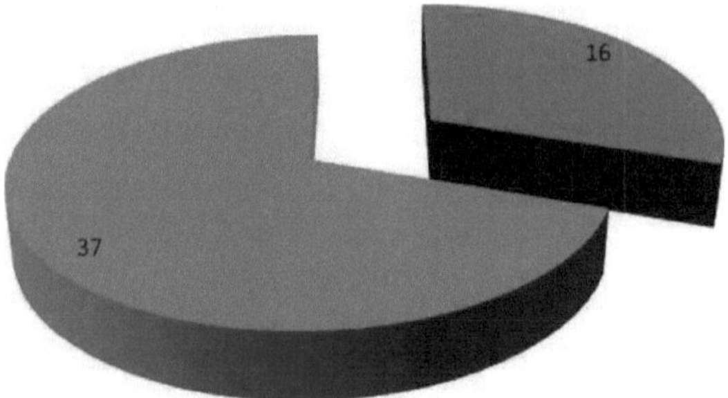

Descrição do gráfico:

Cor azul - 16 doentes diagnosticados no estádio clínico II

Cor castanha - 37 doentes diagnosticados no estádio clínico III

Quadro 1

Caraterísticas dos doentes: idade, sexo, estádio clínico e patológico

Número do doente	**Idade**	**Género**	**Fase clínica**	**Fase patológica**
1	64	F	cT3cN0M0	ypT3ypN0M0
2	57	M	cT3cN1M0	ypT3ypN1M0
3	71	M	cT3cN1M0	ypT3ypN0M0
4	72	F	cT3cN1M0	ypT3ypN0M0
5	60	M	cT3cN1M0	ypT1ypN0M0
6	60	F	cT3cN1M0	ypT2ypN0M0
7	53	F	cT3cN1M0	ypT3ypN0M0
8	66	M	cT3cN0M0	ypT3ypN0M0
9	63	M	cT3cN1M0	ypT3ypN0M0
10	59	M	cT3cN1M0	ypT3ypN1M0
11	70	M	cT3cN0M0	ypT3ypN0M0
12	62	F	cT3cN0M0	ypT2ypN0M0
13	75	M	cT3cN0M0	ypT3ypN0M0
14	74	M	cT4cN1M0	ypT3ypN0M0
15	58	M	cT3cN0M0	ypT3ypN1M0

16	67	F	cT3cN0M0	ypT3ypN0M0
17	67	M	cT3cN1M0	ypT3ypN1M0
18	53	M	cT4cN1M0	ypT3 ypN0M1 (fígado)
19	58	M	cT3cN0M0	ypT2ypN0M0
20	71	M	cT4cN1M0	ypT2ypN0M0
21	75	M	cT3cN1M0	ypT3ypN0M0
22	67	M	cT3cN1M0	ypT2ypN0M0
23	70	M	cT3cN1M0	ypT3ypN1M0
24	60	M	cT3cN0M0	ypT3ypN0M0
25	64	M	cT4cN1M0	ypT3ypN0M0
26	67	F	cT4cN1M0	ypT3ypN1M0
27	60	M	cT4cN1M0	ypT2ypN0M0
28	67	M	cT3cN1M0	ypT3ypN0M0
29	50	M	cT3cN0M0	ypT3ypN0M0
30	64	F	cT4cN1M0	ypT4ypN0M1 (fígado)
31	72	M	cT3cN1M0	ypT3 ypN0M1 (fígado)
32	64	M	cT3cN0M0	ypT2ypN1M0
33	61	M	cT3cN1M0	ypT2ypN0M0
34	57	M	cT3cN0M0	ypT2ypN0M0
35	74	M	cT3cN1M0	ypT0ypN0M0 pCR
36	75	F	cT3cN1M0	ypT0ypN0M0 pCR
37	70	M	cT3cN1M0	ypT3ypN1M0
38	50	M	cT3cN1M0	ypT2ypN0M0
39	72	F	cT3cN1M0	ypT3ypN1M0
40	59	M	cT3cN1M0	ypT3ypN1M0
41	64	F	cT3cN1M0	ypT2ypN0M0
42	58	F	cT3cN1M0	ypT1ypN0M0
43	75	F	cT3cN1M0	ypT3ypN0M0
44	61	M	cT3cN1M0	ypT2ypN0M0
45	69	M	cT3cN0M0	ypT1ypN0M0 (micr. res. tu)
46	63	M	cT3cN1M0	ypT1ypN0M0 (micr. res. tu)
47	41	M	cT3cN1M0	ypT3ypN0M0
48	61	M	cT3cN0M0	ypT3ypN0M0
49	63	M	cT4cN1M0	ypT1ypN1M0

50	41	F	cT2cN1M0	ypT2ypN1M0
51	59	M	cT3cN0M0	ypT1ypN0M0
52	42	F	cT3cN0M0	ypT1ypN0M0
53	54	M	cT3cN1M0	ypT2ypN0M0

Abreviaturas

M – male

F – female

cTcNM – pretreatment clinical TNM classification

ypTypNM – postsurgical histopathological TNM classification after neoadjuvant chemoradiotherapy

pCR – pathological complete response

micr. res. tu – microscopic residual tumor

Figura 3

Gráfico de pizza da localização anatómica do cancro do reto

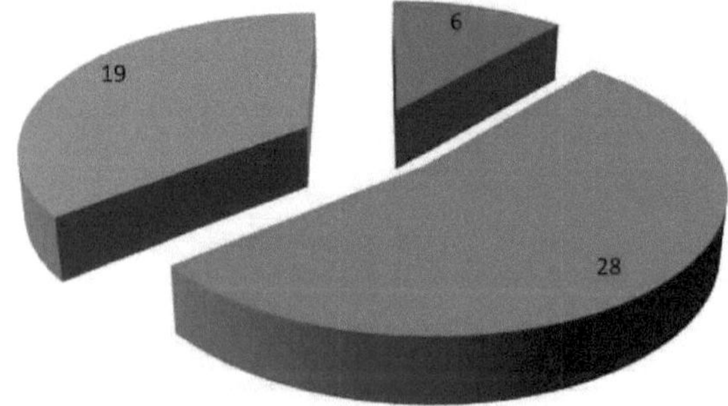

Descrição do gráfico:

Cor azul - 6 doentes reto superior (>10 cm)

Cor castanha - 28 doentes reto médio (>5-10 cm)

Cor cinzenta - 19 doentes reto inferior (<5 cm do rebordo anal)

Figura 4

Gráfico de colunas do grau histológico em biópsias pré-tratamento e em amostras ressecadas

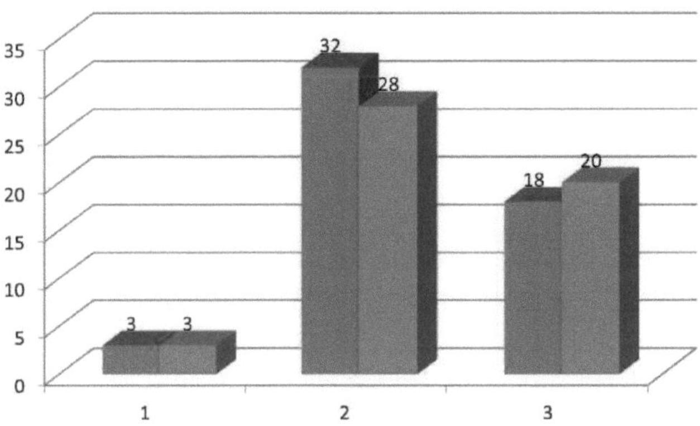

Descrição do gráfico:

Colunas azuis grau histológico em biópsias pré-tratamento (número de doentes) Colunas castanhas grau histológico em amostras ressecadas (número de doentes) Nota: 2 doentes atingiram pCR

Quadro 2

Caraterísticas dos doentes: grau nas biópsias pré-tratamento e nas amostras ressecadas

Número do doente	Grau nas biopsias pré-tratamento	Grau em amostras ressecadas
1	2	2
2	2	3
3	1	2
4	3	3
5	2	2
6	2	2
7	2	2
8	2	2
9	3	2
10	3	3
11	2	3

12	1	2
13	2	3
14	2	2
15	3	2
16	2	2
17	3	3
18	3	3
19	3	2
20	2	2
21	2	2
22	2	2
23	2	2
24	3	3
25	2	3
26	3	3
27	2	2
28	2	2
29	2	2
30	2	3
31	3	3
32	3	3
33	3	2
34	2	2
35	2	-
36	1	-
37	2	2

38	2	3
39	3	3
40	2	2
41	2	2
42	2	1
43	2	2
44	3	3
45	2	1
46	3	2
47	2	2
48	3	3
49	2	2
50	2	3
51	3	2
52	3	2
53	2	3

Nota: resposta patológica completa nos doentes número 35 e 36

Tratamento

A quimiorradioterapia neoadjuvante incluiu radiação de feixe externo com infusão contínua concomitante de 5-fluorouracil 200 mg/ m^2 /dia, durante todo o curso da radiação, que foi interrompida durante os fins-de-semana [112].

A radioterapia pélvica foi administrada a todos os doentes utilizando feixes de fotões de megavoltagem (6 ou 15 MV) de um acelerador linear (Clinac 600, Clinac 2100 ou Varian, Varian Medical Systems, Palo Alto, CA, EUA). Todos os campos foram irradiados diariamente, 5 dias por semana. No total, foi administrada uma dose de 45 Gy em 25 fracções (dose única de 1,8 Gy) (Figura 5) na intersecção dos campos. O volume de reforço foi tratado com uma dose de 5,4 Gy em 3 fracções (dose única de 1,8 Gy).

A cirurgia foi efectuada 4-6 semanas após o fim da quimiorradioterapia.

Os Critérios Comuns de Toxicidade para Eventos Adversos versão 4.0 foram aplicados para avaliar a toxicidade [113].

Figura 5

Plano de isodose de radioterapia pré-operatória do estádio T3N0M0 do reto inferior

1 um plano transversal

1 b 3 D radiografia reconstruída digitalmente

1 c plano frontal

1 d plano sagital

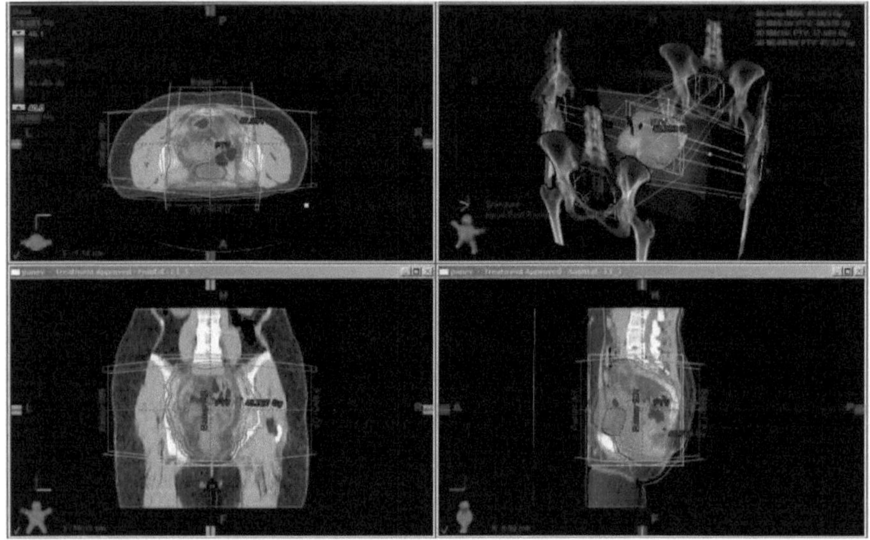

Reproduzido de Buka et al. (2016) com a autorização de Klin Onkol [111].

Determinação imunohistoquímica do VEGF

A avaliação imunohistoquímica foi classificada como semi-quantitativa e a intensidade citoplasmática de pelo menos 1% das células tumorais invasivas foi avaliada da seguinte forma: 0 = nenhuma, 1+ = estadiamento fraco (Figura 6), 2+ = estadiamento moderado (Figura 7), 3+ = coloração forte (Figura 8). Foi utilizado um kit comercial de anticorpo monoclonal de ratinho anti-VeGF humano (M7273, Dako, Dinamarca). As lâminas foram avaliadas por um patologista experiente que não estava familiarizado com os resultados do tratamento dos doentes. Os achados endobióticos antes do tratamento, bem como as amostras de ressecção após quimiorradioterapia neoadjuvante e tratamento cirúrgico, foram analisados neste estudo de doentes [110].

Figura 6

Pontuação de coloração VEGF 1+

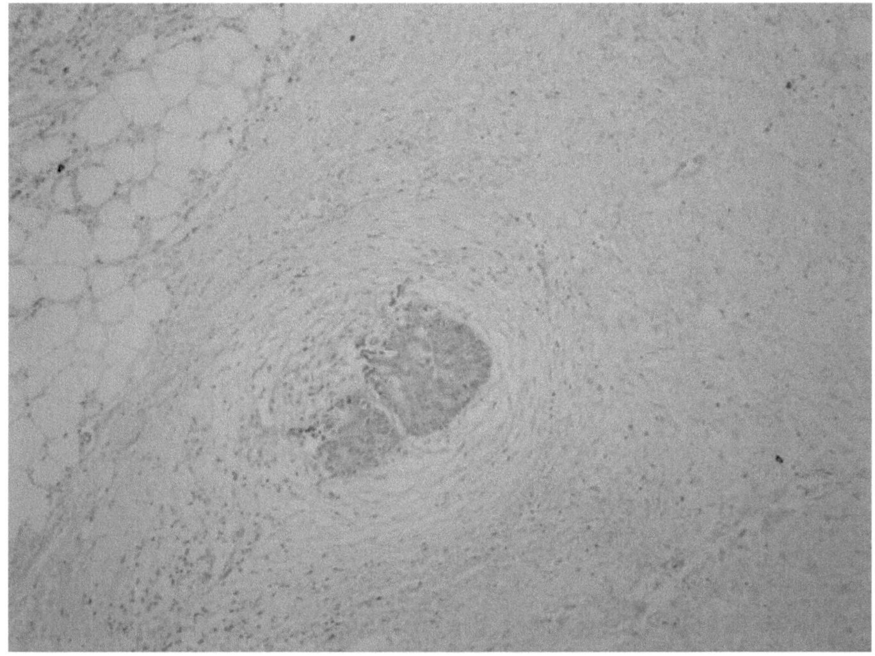

Reproduzido de Buka et al. (2017) com permissão da Contemp Oncol [110].

Figura 7

Pontuação de coloração VEGF 2+

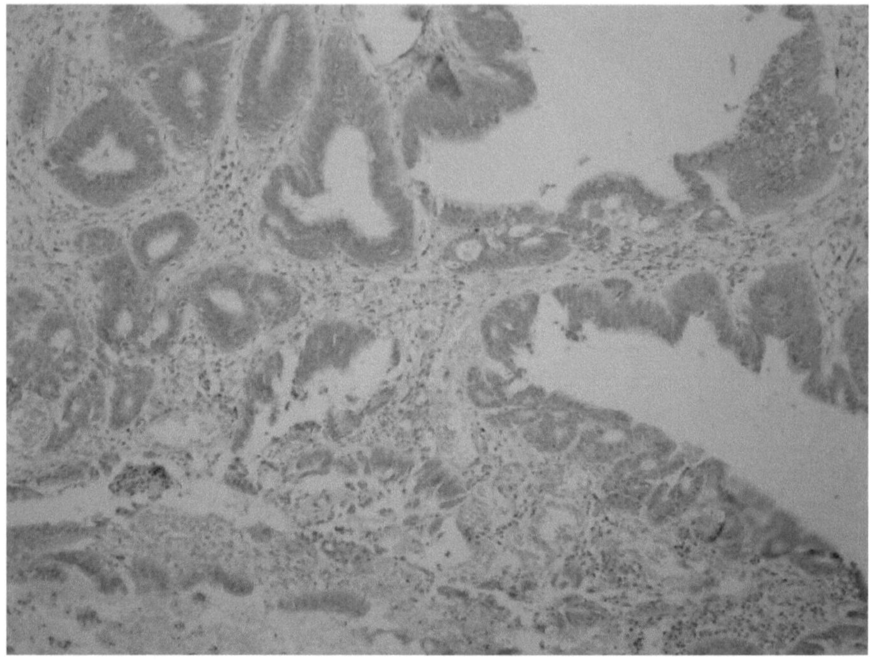

Reproduzido de Buka et al. (2017) com permissão da Contemp Oncol [110].

Figura 8

Pontuação de coloração VEGF 3+

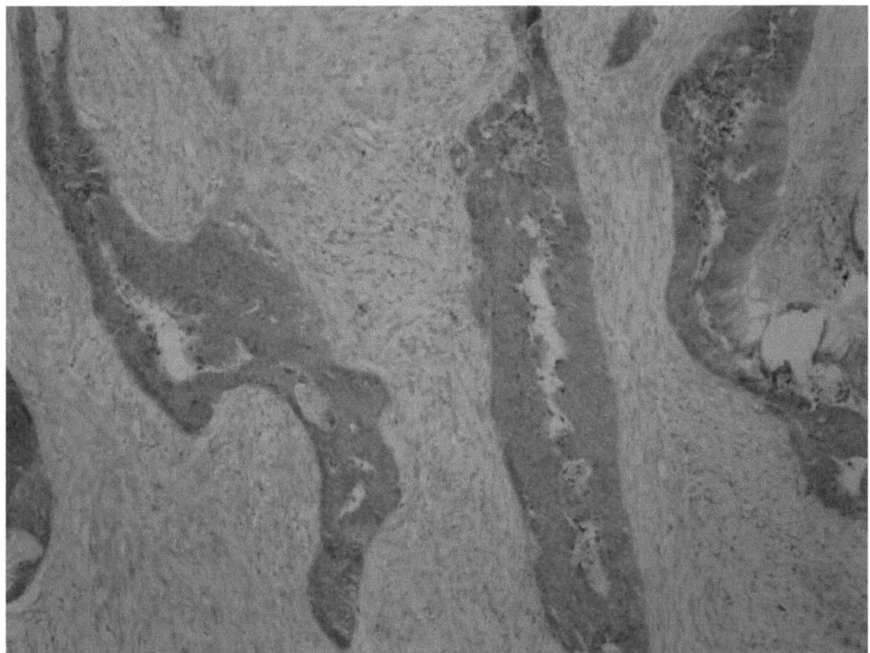

Reproduzido de Buka et al. (2017) com permissão da Contemp Oncol [110].

Determinação imunohistoquímica de TIL CD8+

Foi utilizada uma imunohistoquímica indireta utilizando um anticorpo primário monoclonal de ratinho contra CD8 (M7103, Dako, Glostrup, Dinamarca). O número de TIL CD8 + no tecido tumoral foi avaliado quantitativamente: o número de TIL CD8 + por milímetro quadrado (1 mm^2) do tumor (Figura 9 e 10). Os achados endobióticos antes do tratamento, bem como as amostras de ressecção após quimiorradioterapia neoadjuvante e tratamento cirúrgico, foram analisados neste estudo de doentes. Todas as lâminas foram avaliadas quanto à quantidade de TIL CD8+ por um patologista experiente não familiarizado com os resultados do tratamento dos doentes [111].

Figura 9

Baixa densidade de TIL CD8+ na endobiópsia pré-tratamento, positividade imunohistoquímica de CD8, ampliação 200x

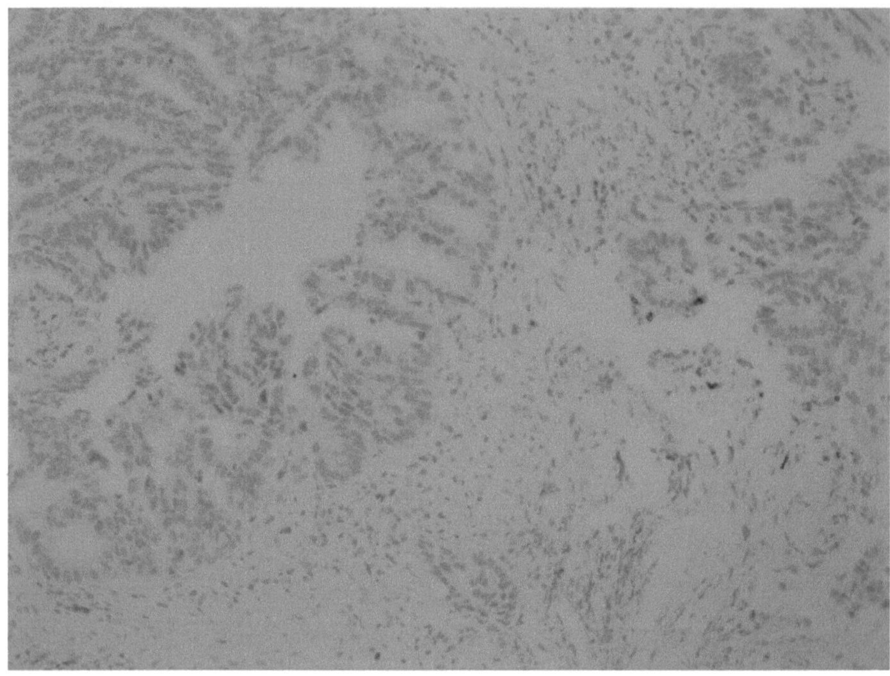

Reproduzido de Buka et al. (2016) com a autorização de Klin Onkol [111].

Figura 10

Elevada densidade de TIL CD8+ na peça cirúrgica, positividade imunohistoquímica de CD8, ampliação 200x

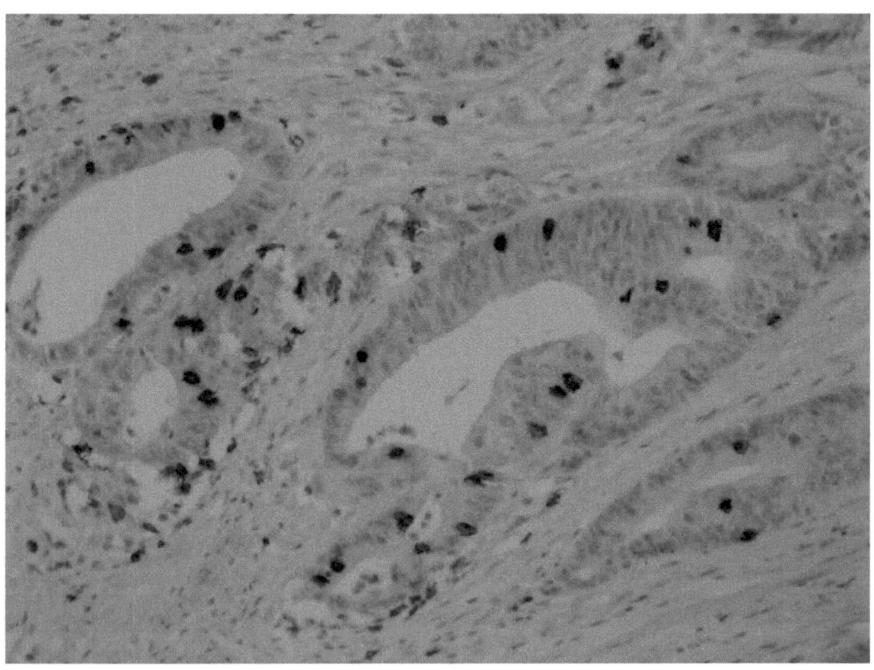

Reproduzido de Buka et al. (2016) com a autorização de Klin Onkol [111].

Métodos de análise estatística

A avaliação estatística foi efectuada utilizando o programa Number Cruncher Statistical Systems 9 NCSS (Kaysville, UT, EUA). A OS e a DFS foram avaliadas através da análise de Kaplan-Meier. O efeito da expressão do VEGF nos resultados do tratamento foi avaliado pelo teste logrank e pela análise de regressão de Cox. O impacto preditivo das alterações na expressão do VEGF e na resposta ao tratamento foi avaliado utilizando o teste do qui-quadrado. Em cada caso, a decisão sobre a significância estatística foi baseada no nível de significância $\alpha = 0,05$.

Capítulo 3. Resultados

Cancro do reto

Todos os doentes completaram a dose planeada de radioterapia. Dois doentes não completaram a dose planeada de quimioterapia, em ambos os casos devido a toxicidade hematológica. Não se registou mortalidade relacionada com o tratamento e a quimiorradioterapia pré-operatória foi razoavelmente bem tolerada na maioria dos casos. Ocorreu diarreia de grau 3 em 3 doentes e leucopenia de grau 3 em 2 doentes. O nadir mediano da concentração de hemoglobina foi de 124 (intervalo 92165) g/l, o nadir mediano da contagem de leucócitos foi de 4,2 (intervalo 1,6-14,5) 10^9 /l, e o nadir mediano da contagem de plaquetas foi de 198 (intervalo 93-263) 10^9 /l. Não foi observado nenhum caso de síndrome mão-pé na presente coorte.

A ressecção radical com margens microscopicamente negativas (R0) foi efectuada em 51 doentes (ressecção preservadora do esfíncter em 22 doentes e ressecção abdominoperineal em 29 doentes) e a ressecção com tumor residual microscópico (R1) em 2 doentes (1 doente após ressecção preservadora do esfíncter e 1 doente após ressecção abdominoperineal) (Tabela 3). Com base nas definições TNM, o estádio patológico foi o seguinte: pCR 2 doentes, tumor residual microscópico 2 doentes, estádio I 16 doentes, estádio II 18 doentes, estádio III 12 doentes e estádio IV 3 doentes. Todos os 3 doentes com estádio IV tinham metástases hepáticas que foram detectadas durante a cirurgia. O downstaging após quimiorradioterapia pré-operatória foi observado em 34 doentes (64%) [110, 111].

Quadro 3

Cirurgia

	Ressecção com preservação do esfíncter - número de pacientes	**Ressecção abdominoperineal - número de pacientes**
Ressecção radical com margens microscopicamente negativas (R0)	22	29
Ressecção com tumor residual microscópico (R1)	1	1

A mediana do seguimento foi de 109 meses (9,1 anos). Durante o seguimento, 24 pacientes tiveram recidiva e 30 pacientes morreram. No momento desta análise, 22 pacientes estavam vivos sem recidiva e 1 paciente estava vivo com recidiva. A taxa de SG em cinco anos foi de 56% (IC95%: 4370%), com mediana de SG de 8,6 anos (Figura 11).

Figura 11

Curva de sobrevivência global de Kaplan-Meier em dias (linha sólida) com sobrevivência global mediana (linha ponteada)

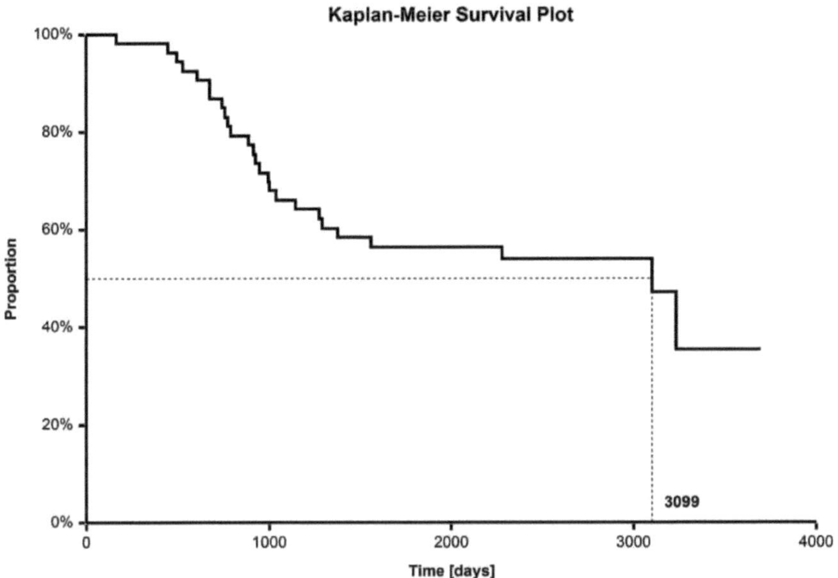

Reproduzido de Buka et al. (2017) com permissão da Contemp Oncol [110].

As alterações da expressão do fator de crescimento endotelial vascular tumoral após quimiorradiação neoadjuvante em doentes com adenocarcinoma do reto

Na peça de ressecção após quimiorradioterapia, a expressão do VEGF diminuiu em 24 doentes (45%), aumentou em 7 doentes (13%), não se alterou em 20 doentes (38%) e em 2 doentes a alteração não foi avaliável devido à resposta patológica completa (Tabela 4 e Tabela 5). Curiosamente, os níveis de expressão do VEGF aumentaram apenas nos doentes com Score 1 e diminuíram apenas nos doentes com Score 3.

A mediana da OS foi 2,5 vezes mais curta nos doentes que registaram uma diminuição da expressão do VEGF durante a terapêutica, mas esta diferença não atingiu significado estatístico (Figura 12). A expressão de VEGF não foi significativa na análise de regressão de Cox ou no teste log-rank. O coeficiente de determinação (R2) na análise de regressão de Cox foi de 0,0267. O R2 na análise de desvio não foi significativo (p=0,502). Da mesma forma, a diminuição da expressão do VEGF após o tratamento neoadjuvante não foi preditiva da resposta ao tratamento e do downstaging do tumor (p=0,61).

Quadro 4

Pontuação da expressão de VEGF e densidade de TIL CD8+ antes e depois da quimiorradioterapia pré-operatória

Número do doente	Pontuação da expressão de VEGF em biópsias pré-tratamento	Densidade de TIL CD8+ em biópsias pré-tratamento	Pontuação da expressão de VEGF em amostras ressecadas	Densidade de CD8+ TIL em amostras ressecadas
1	0	232	1	242
2	3	2	1	33
3	3	9	3	3
4	2	11	1	8
5	2	32	2	27
6	2	13	1	7
7	3	23	2	84
8	2	7	2	12
9	3	1	2	1
10	3	22	1	2
11	3	14	1	10
12	2	5	2	319
13	3	4	1	1
14	2	2	1	11
15	2	31	2	189
16	3	42	3	57
17	1	1	1	2
18	1	7	1	39
19	3	2	1	3
20	2	3	1	6

21	3	42	3	230
22	3	6	2	34
23	3	1	1	4
24	2	1	3	19
25	1	4	2	8
26	3	59	2	70
27	3	6	2	75
28	3	8	2	20
29	3	1	1	16
30	3	108	1	69
31	2	2	1	18
32	2	11	2	15
33	3	48	1	72
34	3	30	3	36
35	2	60	-	-
36	2	58	-	-
37	2	159	2	6
38	3	22	3	7
39	3	4	2	3
40	2	3	3	4
41	3	212	3	15
42	1	63	3	82
43	3	19	3	13
44	2		3	
45	1	1	0	
46	2	126	2	19

47	2	19	2	38
48	2	2	2	113
49	3	49	2	34
50	3	39	3	101
51	3	49	2	3
52	2	27	2	22
53	2	7	3	2

Abreviaturas:

TIL - tumor infiltrating lymphocytes

VEGF - vascular endothelial growth factor

Nota: resposta patológica completa nos doentes número 35 e 36

Adaptado de Buka et al. (2017) [110].

Quadro 5

Pontuação da expressão do fator de crescimento endotelial vascular (VEGF) em biópsias pré-tratamento e amostras ressecadas

Expressão de VEGF	Biópsias pré-tratamento (pacientes)	Espécimes ressecados (pacientes)
Pontuação 0	1 (2 %)	1 (2%)
Pontuação 1+	5 (9%)	17 (32 %)
Pontuação 2+	21 (40 %)	20 (38%)
Pontuação 3+	26 (49%)	13 (24 %)
pCR após CHRT		2 (4%)

Abreviaturas:

pCR - pathological complete response

CHRT - chemoradiotherapy

Reproduzido de Buka et al. (2017) com permissão da Contemp Oncol [110].

Figura 12

Sem diminuição da curva de sobrevivência global da expressão de VEGF (linha sólida) Diminuição da curva de sobrevivência global da expressão de VEGF (linha ponteada)

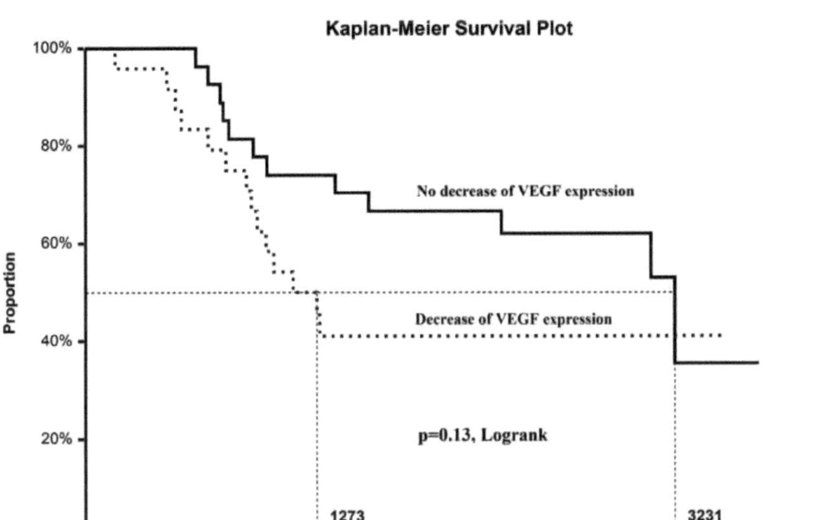

Reproduzido de Buka et al. (2017) com permissão da Contemp Oncol [110].

Alterações da densidade de linfócitos infiltrantes de tumores CD8+ após quimiorradiação neoadjuvante em doentes com adenocarcinoma do reto

A densidade mediana de TIL CD8+ na biopsia pré-tratamento foi de 12 (1-232) TIL CD8+ e na peça cirúrgica após a quimiorradioterapia aumentou para 18 (1-319) TIL CD8+ (Tabela 4). Durante a quimiorradioterapia, 30 doentes (57%) registaram um aumento da densidade de TIL CD8+, em 18 doentes (34%) registou-se uma diminuição, em 1 doente não se verificou qualquer alteração e em 4 doentes não foi possível avaliar a dinâmica da densidade de TIL CD8+ (em 2 doentes devido à quantidade insuficiente de tecido para análise imuno-histoquímica e nos outros 2 doentes devido à resposta patológica completa após a quimiorradioterapia). O aumento da densidade de TIL CD8+ não foi significativo na análise de regressão de Cox (p=0,16) nem no teste log-rank (p=0,16). Além disso, de acordo com o teste do qui-quadrado (p=0,37), não houve impacto significativo no downstaging do aumento da densidade de TIL CD8+ após a quimiorradioterapia. O aumento da densidade de TIL CD8+ após a quimiorradioterapia foi associado a uma tendência de sobrevivência global mediana 2,5 mais longa em comparação com os doentes com uma diminuição da densidade de TIL CD8+ após a quimiorradioterapia (Figura 13) [110].

Figura 13

Curva de sobrevivência global de Kaplan-Meier em dias de acordo com o aumento de TIL CD8+ após quimiorradioterapia

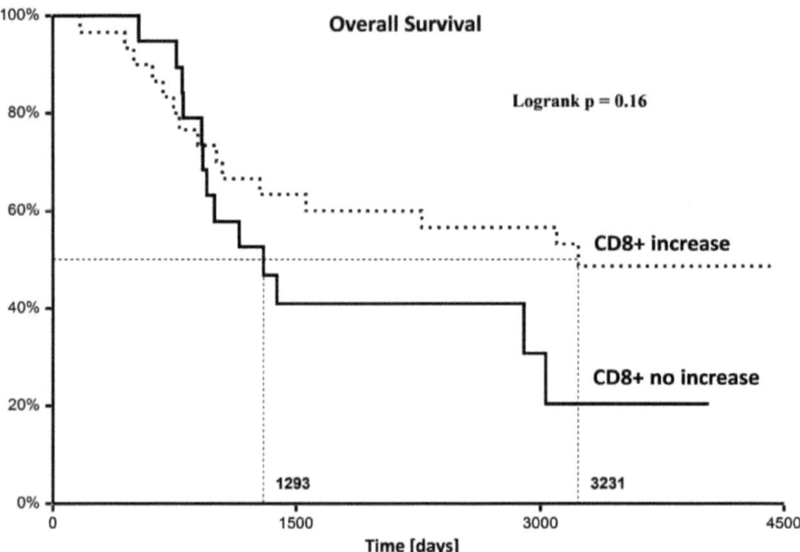

Reproduzido de Buka et al. (2016) com a autorização de Klin Onkol [111].

Capítulo 4. Discussão

Cancro do reto

Os resultados do tratamento, incluindo a sobrevivência global a cinco anos, a taxa de recorrência e a toxicidade, estavam em conformidade com a literatura publicada [114]. No ensaio intergrupo CAO/ARO/AIO-94 [Working Group of Surgical Oncology, Radiation Oncology and Medical Oncology] de fase III do German Rectal Cancer Study Group, foram observadas significativamente mais toxicidades agudas de órgãos de alto grau em doentes do sexo feminino do que em doentes do sexo masculino submetidos a quimiorradioterapia pré-operatória. No estudo alemão, 654 pacientes (197 mulheres e 457 homens) tratados com quimiorradioterapia foram avaliados para análises centradas na toxicidade associada ao tratamento [115]. No nosso estudo, não foi observada qualquer diferença de género na toxicidade aguda. Este facto pode ter sido causado pelo número limitado de doentes no nosso estudo.

O presente estudo tem várias limitações, incluindo a sua natureza retrospetiva, limitações técnicas do método imunohistoquímico e o número limitado de doentes estudados.

As alterações da expressão do fator de crescimento endotelial vascular tumoral após quimiorradiação neoadjuvante em doentes com adenocarcinoma do reto

No presente estudo, foi observada uma resposta diferencial da expressão do VEGF à quimiorradiação neoadjuvante, com uma diminuição da expressão observada na maioria dos doentes. A redução da expressão do VEGF foi associada a uma tendência de agravamento da sobrevivência. Não é de excluir que, numa coorte maior de doentes, o papel preditivo ou prognóstico da expressão do VEGF seja cada vez mais evidente e possa atingir significado estatístico. É interessante o facto de o prognóstico ser mais baixo quando o VEGF diminui. Este facto deve ser considerado tendo em conta os danos causados pela destruição da angiogénese pelos agentes antiagiogénicos. Uma vez que os resultados deste estudo indicam uma associação entre uma diminuição do VEGF durante a quimiorradioterapia pré-operatória, pode colocar-se a hipótese de a inibição da angiogénese com bevacizumab durante a quimiorradioterapia pré-operatória do cancro do reto ser contraproducente.

O primeiro conceito de terapia antiangiogénica visava a destruição dos vasos tumorais, enquanto que, paradoxalmente, se provou que os fármacos antiangiogénicos normalizavam a vasculatura e, assim, ofereciam uma melhoria na administração de quimioterapia [116, 117]. Os resultados do presente estudo apoiam a importância positiva da normalização da vasculatura tumoral em vez da sua destruição.

Uma limitação significativa do atual estudo piloto retrospetivo é o número relativamente pequeno de doentes. A dimensão limitada desta coorte foi motivada pela intenção de analisar uma coorte mais homogénea de doentes tratados num único centro, utilizando um regime de quimiorradioterapia consistente e o mesmo tratamento cirúrgico e processamento patológico das amostras. O subgrupo de doentes sem redução da expressão do VEGF era heterogéneo e incluía doentes com resposta patológica completa, o que pode ter contribuído para o resultado positivo. Assim, a hipótese de que a redução da expressão do VEGF após quimiorradiação está associada a um prognóstico inferior deve ser investigada numa coorte maior de doentes.

A diminuição observada na expressão do VEGF após a quimiorradiação contrasta com um estudo anterior que examinou a expressão do VEGF antes e depois da radioterapia pré-operatória em 16 doentes com cancro do reto localmente avançado. Os tecidos foram biopsiados antes da radioterapia pré-operatória e a ressecção das amostras foi corada por imunohistoquímica. Quatro casos foram negativos para a expressão de VEGF antes da radioterapia, mas os outros 12 casos foram positivos, com 4 destes a mostrarem forte imunorreactividade. Após a radioterapia, todos os casos, exceto um, demonstraram padrões positivos de VEGF, sendo que 14 casos apresentaram uma coloração significativa. A expressão do VEGF aumentou após a radioterapia em 12 casos, em comparação com um único caso que mostrou expressão reduzida [118]. No estudo atual, combinámos a radioterapia com a administração concomitante de 5-fluorouracilo e, além disso, o grupo era maior.

A expressão do VEGF foi também examinada em dois estudos antes e depois da braquiterapia pré-operatória de alta taxa de dose 26 Gy/ 4 fracções/ 4 dias para o cancro do reto localmente avançado [24, 30]. No presente estudo, adoptámos um esquema de quimiorradioterapia pré-operatória, que é mais habitualmente utilizado na prática clínica de rotina do que a braquiterapia pré-operatória.

Três estudos retrospectivos comparáveis observaram que a sobreexpressão do recetor do fator de crescimento epidérmico (EGFR) durante a quimiorradioterapia neoadjuvante para o adenocarcinoma do reto localmente avançado, avaliada através da comparação da expressão do EGFR em biópsias endoscópicas antes e em amostras de ressecção após a terapêutica, está associada a uma sobrevivência global e a uma sobrevivência livre de doença significativamente mais curtas [119-122]. No entanto, esta associação com o resultado não pôde ser demonstrada no estudo atual para o VEGF.

Em conclusão, a expressão do VEGF diminuiu após a quimiorradioterapia neoadjuvante na maioria dos doentes com adenocarcinoma do reto examinados no presente estudo. Esta diminuição foi associada a uma tendência de prognóstico inferior que não atingiu significado estatístico.

Alterações da densidade de linfócitos infiltrantes de tumores CD8+ após quimiorradiação neoadjuvante em doentes com adenocarcinoma do reto

No presente estudo de doentes com cancro do reto localmente avançado, observou-se que os doentes com um aumento de TIL CD8 + após quimiorradioterapia tinham uma sobrevivência global mediana 2,5 vezes mais longa. No entanto, no nosso grupo não foi estatisticamente significativo, provavelmente devido ao número limitado de 53 doentes. Os nossos resultados são consistentes com os resultados de estudos de coortes maiores.

Num estudo retrospetivo, 136 doentes com cancro do reto localmente avançado foram tratados apenas com radioterapia pré-operatória (30 doentes), uma quimioterapia separada (24 doentes) ou quimiorradioterapia concomitante (63 doentes), todos seguidos de ressecção radical. As amostras de biópsia pré-tratamento e as amostras ressecadas pós-tratamento de todos os doentes foram submetidas a imunocoloração para CD3 e CD8. Foi examinado o valor preditivo do TIL para o tratamento neoadjuvante e o prognóstico. As densidades de CD3+ e CD8+TIL nas amostras pós-tratamento após RT, CT ou CRT foram todas significativamente superiores às das amostras pré-tratamento. Não se registaram diferenças significativas entre cada um destes três grupos. Os níveis elevados de CD3+ e CD8+TIL pré-tratamento foram associados a uma boa resposta após tratamentos neoadjuvantes ($p = 0{,}033$ e 0,021). Os níveis elevados de CD3+TIL e CD8+TIL nas amostras de biopsia pré-tratamento foram significativamente associados a uma sobrevivência livre de doença (DFS) favorável ($p = 0{,}010$ e $p = 0{,}022$) e a uma sobrevivência global (OS) ($p = 0{,}019$ e $p = 0{,}003$). De acordo com os resultados deste estudo, a quimiorradiação pode melhorar a resposta imunitária local através do aumento de TIL. As densidades elevadas de TIL antes do tratamento estão associadas a uma resposta positiva à quimiorradioterapia neoadjuvante e a um prognóstico favorável [58].

Um estudo retrospetivo analisou 276 doentes tratados de cancro colorrectal com um seguimento médio de 14 anos. Os resultados clínicos foram correlacionados com a densidade de TIL. Na análise de sobrevivência univariada, a classificação TNM, o estádio de Dukes, o grau histológico e o TIL foram considerados factores de previsão significativos da sobrevivência. A classificação TNM, o estádio de Dukes e o TIL também previram a sobrevivência livre de recorrência. Na análise multivariada, o TIL foi um fator de sobrevivência de prognóstico independente em todos os casos, bem como em doentes com T1-4N0-3M0 e T1-4N1- 3M1. O TIL também previu de forma independente a sobrevivência livre de recorrência. Este estudo indicou que o TIL pode fornecer informações prognósticas importantes no cancro colorrectal para utilização na avaliação da terapia adjuvante em diferentes estádios do tumor [123].

Um outro estudo retrospetivo de 371 doentes com cancro colorrectal avaliou o significado clinicopatológico dos TIL CD8+ intraepiteliais. Com a análise univariada, as curvas de sobrevivência por TIL CD8+ intra-epitelial só se separaram após 1 a 2 anos de pós-operatório. As análises multivariadas mostraram que o efeito benéfico deste fator só se torna significativo após um período de seguimento mais longo (> 2 anos), mas não após um período mais curto (< 2 anos). Além disso, o número de TIL CD8+ intra-epiteliais foi significativamente mais elevado nos doentes vivos há mais de 5 anos do que nos doentes que morreram de cancro após uma operação curativa ou que foram submetidos a uma operação não curativa. Pensa-se que a morte específica do cancro dos doentes muito tempo depois de uma operação curativa é causada pelo crescimento de micrometástases noutros órgãos ou perto dos locais primários. Os efeitos dos TIL CD8+ intra-epiteliais podem, por conseguinte, ser mediados pela supressão de micrometástases, em vez da supressão do crescimento do tumor primário. Estes dados apoiam uma hipótese sobre a aplicação da imunovigilância sistémica contra as micrometástases de células cancerígenas [124].

Num estudo realizado em três coortes independentes de 415, 119 e 69 doentes com cancro colorrectal nos estádios I-III, foi demonstrada uma taxa de recorrência significativamente mais baixa e uma sobrevivência global mais longa em doentes com uma elevada densidade de TIL CD3+, CD8+, CD45RO+ e granzima B. O tipo, a densidade e a localização das células imunitárias no cancro colorrectal foram superiores e independentes dos da classificação UICC-TNM [125].

Um estudo sobre 411 doentes com cancro colorrectal em estádio I e II mostrou um valor prognóstico favorável dos TIL CD8 + e CD45RO + de alta densidade [126].

Um estudo realizado em 599 doentes com cancro colorrectal nos estádios I a IV de duas coortes independentes mostrou que o crescimento do tumor primário e a disseminação metastática estavam associados a densidades reduzidas de células T imunes intratumorais. Sessenta por cento dos doentes com densidades elevadas de infiltrado de linfócitos T citotóxicos CD8(+) apresentavam um tumor em fase Tis/T1, ao passo que nenhum doente com densidades baixas apresentava um tumor em fase tão precoce. Nos doentes que não recidivaram, a densidade dos infiltrados CD8 estava inversamente correlacionada com o estádio T. Em contraste, nos doentes com recidiva do tumor, o número de células CD8 era baixo, independentemente do estádio T do tumor. A análise univariada demonstrou que o score imunitário estava significativamente associado a diferenças na sobrevivência livre de doença, específica da doença e global (hazard ratio 0,64, 0,60 e 0,70, respetivamente; $p < 0{,}005$). De acordo com este estudo, a avaliação dos linfócitos T citotóxicos CD8(+) em regiões tumorais combinadas fornece um indicador de recorrência tumoral para além do previsto pelo estadiamento AJCC/UICC-TNM [127].

A forte infiltração de TIL CD8+ é bastante caraterística dos cancros colorrectais com instabilidade de microssatélites, que representam aproximadamente 15% dos casos de cancro colorrectal esporádico [128-131]. A instabilidade de microssatélites está associada a uma carga mutacional 10-50 vezes superior [132-134]. Como demonstrado anteriormente, os cancros com uma carga mutacional genética elevada respondem melhor à terapêutica com inibidores do ponto de controlo imunitário [135-141]. No entanto, devido ao número limitado de doentes, a instabilidade do microssatélite não foi investigada no presente estudo.

Conclusões

Em conclusão, a expressão do VEGF diminuiu após a quimiorradioterapia neoadjuvante na maioria dos doentes com adenocarcinoma do reto examinados. Esta diminuição foi associada a uma tendência para um prognóstico inferior.

No presente estudo, não observámos qualquer significado preditivo ou prognóstico da densidade de TIL CD8+ nas biopsias endoscópicas antes da quimiorradioterapia, nas amostras de ressecção após a quimiorradioterapia nem nas alterações da densidade de TIL CD8+ após a quimiorradioterapia. A limitação do nosso estudo é o número de doentes (53). Não é de excluir que, num maior número de doentes, pudesse ser detectado um significado preditivo ou prognóstico da densidade de TIL CD8+.

Referências

1. Sauer R, Becker H, Hohenberger W, Rödel C, Wittekind C, et al., para o German Rectal Cancer Study Group. Preoperative versus postperative chemoradiotherapy for rectal cancer. N Engl J Med 2004; 351: 1731-1740.

2. Sauer R, Liersch T, Merkel S, Fietkau R, Hohenberger W, et al. Quimiorradioterapia pré-operatória versus pós-operatória para o cancro do reto: resultados do ensaio aleatório de fase III alemão CAO/ARO/AIO-94 após um seguimento médio de 11 anos. J Clin Oncol 2012; 30 (16): 1923-1933.

3. Häfner MF, Debus J. Radioterapia para o cancro colorrectal: normas actuais e perspectivas futuras. Visc Med 2016; 32 (3): 172-177. doi: 10.1159/000446486.

4. Rana N, Chakravarthy AB, Kachnic LA. Tratamento neoadjuvante para o cancro do reto localmente avançado: Novos conceitos no desenho de ensaios clínicos. Curr Treat Options Oncol 2017; 18 (2): 13. doi: 10.1007/s11864-017-0454-4.

5. Crane CH, Skibber JM, Feig BW, Vauthey JN, Thames HD, et al. A resposta à quimiorradiação pré-operatória aumenta a utilização da cirurgia preservadora do esfíncter em doentes com carcinoma do reto baixo localmente avançado. Cancer 2003; 97 (2): 517-524.

6. De Caluwé L, Van Nieuwenhove Y, Ceelen WP. Quimiorradiação pré-operatória versus radiação isolada para cancro do reto ressecável em estádio II e III. Cochrane Database Syst Rev 2013; 2: CD006041.

7. Rödel C, Hofheinz R, Liersch T. Cancro rectal: estado da arte em 2012. Curr Opin Oncol 2012; 24 (4): 441-447.

8. Martin ST, Heneghan HM, Winter DC. Revisão sistemática e meta-análise dos resultados após resposta patológica completa à quimiorradioterapia neoadjuvante para o cancro do reto. Br J Surg 2012; 99 (7): 918-928.

9. Mowery YM, Salama JK, Zafar SY, Moore HG, Willett CG, et al. A quimiorradiação neoadjuvante de longo curso continua a ser fortemente favorecida em relação à radioterapia de curto curso por oncologistas de radiação nos Estados Unidos. Cancro 2016; doi: 10.1002/cncr.30461.

10. Dayde D, Tanaka I, Jain R, Tai MC, Taguchi A. Biomarcadores moleculares preditivos e prognósticos para resposta à quimiorradiação neoadjuvante no câncer retal. Int J Mol Sci 2017; 18 (3). pii: E573. doi: 10.3390/ijms18030573.

11. Kim NK, Hur H. Novas perspectivas sobre os biomarcadores preditivos da resposta tumoral e a sua aplicação clínica na quimiorradiação pré-operatória do cancro do reto. Yonsei Med J 2015; 56

(6): 1461-1477.

12. Ceelen W, Fierens K, Van Nieuwenhove Y, Pattyn P. Preoperative chemoradiation versus radiation alone for stage II and III resectable rectal cancer: a systematic review and meta-analysis. Int J Cancer 2009; 124 (12): 2966-2972.

13. Chapman BC, Hosokawa P, Henderson W, Paniccia A, Overbey DM, et al. Impacto da quimiorradiação neoadjuvante nos resultados perioperatórios em doentes com cancro do reto. J Surg Oncol 2017; doi: 10.1002/jso.24613.

14. Gérard JP, Conroy T, Bonnetain F, Bouché O, Chapet O, et al. Radioterapia pré-operatória com ou sem fluorouracil e leucovorin concomitantes em cancros do reto T3-4: resultados do FFCD 9203. J Clin Oncol 2006; 24 (28): 4620-4625.

15. Ludmir EB, Palta M, Willett CG, Czito BG. Terapia neoadjuvante total para o cancro do reto: Uma opção emergente. Cancro 2017; doi: 10.1002/cncr.30600.

16. Nussbaum N, Altomare I. O tratamento neoadjuvante do cancro do reto: uma revisão. Curr Oncol Rep 2015; 17: 434. doi: 10.1007/s11912-014-0434-9.

17. Van Cutsem E, Borràs JM, Castells A, Ciardiello F, Ducreux M, et al. Improving outcomes in colorectal cancer: Para onde vamos a partir daqui? Eur J Cancer 2013; 49 (11): 2476-2485.

18. Yaffee P, Osipov A, Tan C, Tuli R, Hendifar A. Revisão das terapias sistémicas para o cancro do reto localmente avançado e metastático. J Gastrointest Oncol 2015; 6: 185-200.

19. Breen EC. VEGF no controlo biológico. J Cell Biochem 2007; 102 (6): 1358-1367.

20. Wang Y, Yao X, Ge J, Hu F, Zhao Y. Podem o fator de crescimento endotelial vascular e a densidade de microvasos ser utilizados como biomarcadores de prognóstico do cancro colorrectal? Uma revisão sistemática e meta-análise. Scientific World Journal. 2014; 2014:102736. doi: 10.1155/2014/102736.

21. Hamming LC, Slotman BJ, Verheul HMW, Thijssen VL. A aplicação clínica da terapia angiostática em combinação com a radioterapia: passado, presente, futuro. Angiogénese 2017; 20 (2): 217-232.

22. Wang L, Shan G, Liu X, Sun X. Alterações do fator de crescimento endotelial vascular sérico de pacientes com câncer retal antes e depois da quimioterapia neoadjuvante e do progresso do tumor. J Biol Regul Homeost Agents 2015; 29 (1): 159-165.

23. Kang SM, Maeda K, Onoda N, Chung YS, Nakata B, et al. Análise combinada da expressão do p53 e do fator de crescimento endotelial vascular no carcinoma colorrectal para determinação da vascularização do tumor e das metástases hepáticas. Int J Cancer 1997; 74: 502507.

24. Zlobec I, Steele R, Compton CC. VEGF como um marcador preditivo da resposta do tumor rectal à radioterapia pré-operatória. Cancro 2005; 104: 2517-2521.

25. Wong MP, Cheung N, Yuen ST, Leung SY, Chung LP. O fator de crescimento endotelial vascular é regulado positivamente na fase pré-maligna inicial da progressão do tumor colorrectal. Int J Cancer 1999; 81: 845-50.

26. Theodoropoulos GE, Lazaris AC, Theodoropoulos VE, Papatheodosiou K, Gazouli M, et al. Hypoxia, angiogénese e marcadores de apoptose no cancro do reto localmente avançado. Int J Colorectal Dis 2006; 21 (3): 248-257.

27. Fouad YA, Aanei C. Revisitando as marcas do cancro. Am J Cancer Res 2017; 7 (5): 1016-1036. eCollection 2017.

28. Tie J, Desai J. Terapias antiangiogénicas que visam o sistema de sinalização do fator de crescimento do endotélio vascular. Crit Rev Oncog 2012; 17 (1): 51-67.

29. Zhao Y, Adjei AA. Visando a angiogénese na terapia do cancro: indo além do fator de crescimento endotelial vascular. Oncologista 2015; 20 (6): 660-673.

30. Zlobec I, Vuong T, Compton CC, Lugli A, Michel RP, et al. Combined analysis of VEGF and EGFR predicts complete tumor response in rectal cancer treated with preoperative radiotherapy. Br J Cancer 2008; 98 (2): 450-456.

31. Glynne-Jones R, Hadaki M, Harrison M. O estatuto dos agentes-alvo no contexto da radioterapia neoadjuvante em cancros do reto localmente avançados. J Gastrointest Oncol 2013; 4 (3): 264-284.

32. Marquardt F, Rödel F, Capalbo G, Weiss C, Rödel C. Molecular targeted treatment and radiation therapy for rectal cancer. Strahlenther Onkol 2009; 185 (6): 371-378.

33. Torino F, Sarmiento R, Gasparini G. A contribuição da terapia direcionada para a quimiorradiação neoadjuvante do câncer retal. Crit Rev Oncol Hematol 2013; 87 (3): 283-305.

34. Willett CG, Boucher Y, di Tomaso E, Duda DG, Munn LL, et al. Diret evidence that the VEGF-specific antibody bevacizumab has antivascular effects in human rectal cancer. Nat Med 2004; 10 (2): 145-147.

35. Gooden MJ, de Bock GH, Leffers N, Daemen T, Nijman HW. A influência prognóstica dos linfócitos infiltrantes de tumores no cancro: uma revisão sistemática com meta-análise. Br J Cancer 2011; 105 (1): 93-103.

36. Mei Z, Liu Y, Liu C, Cui A, Liang Z, et al. Inflamação infiltrante do tumor e prognóstico no cancro colorrectal: revisão sistemática e meta-análise. Br J Cancer 2014; 110 (6): 1595-1605.

37. Kourea H, Kotoula V. Rumo ao imunodiagnóstico de tumores. Ann Transl Med 2016; 4 (14): 263. doi: 10.21037/atm.2016.07.07.

38. Suarez-Carmona M, Lesage J, Cataldo D, Gilles C. EMT e inflamação: atores inseparáveis da progressão do câncer. Mol Oncol 2017; 11 (7): 805-823.

39. Migali C, Milano M, Trapani D, Criscitiello C, Esposito A, et al. Estratégias para modular o sistema imunitário no cancro da mama: inibidores do ponto de verificação e mais além. Ther Adv Med Oncol 2016; 8 (5): 360-374.

40. Fridman WH, Galon J, Pagès F, Tartour E, Sautès-Fridman C, et al. Impacto prognóstico e preditivo dos infiltrados imunitários intra e peritumorais. Cancer Res 2011; 71 (17): 5601-5605.

41. Laghi L, Bianchi P, Miranda E, Balladore E, Pacetti V, et al. Células CD3+ na margem invasiva de cancro colorrectal profundamente invasivo (pT3-T4) e risco de metástases pós-cirúrgicas: um estudo longitudinal. Lancet Oncol 2009; 10 (9): 877-884.

42. Horne ZD, Jack R, Gray ZT, Siegfried JM, Wilson DO, et al. O aumento dos níveis de linfócitos infiltrantes de tumores está associado a uma melhor sobrevivência sem recorrência no cancro do pulmão de células não pequenas em fase 1A. J Surg Res 2011; 171 (1): 1-5.

43. Pelletier MP, Edwardes MD, Michel RP, Halwani F, Morin JE. Prognostic markers in resectable non-small cell lung cancer: a multivariate analysis (Marcadores de prognóstico no cancro do pulmão de células não pequenas ressecável: uma análise multivariada). Can J Surg 2001; 44 (3): 180-188.

44. Schumacher K, Haensch W, Roefzaad C, Schlag PM. Prognostic significance of activated CD8(+) T cell infiltrations within esophageal carcinomas. Cancer Res 2001; 61 (10): 3932-3936.

45. Dieci MV, Criscitiello C, Goubar A, Viale G, Conte P, et al. Valor prognóstico dos linfócitos infiltrantes de tumor na doença residual após quimioterapia primária para cancro da mama triplo-negativo: um estudo multicêntrico retrospetivo. Ann Oncol 2014; 25 (3): 611-618.

46. Wahlin BE, Sander B, Christensson B, Kimby E. O conteúdo de células T CD8+ nos gânglios linfáticos de diagnóstico medido por citometria de fluxo é um fator de previsão da sobrevivência no linfoma folicular. Clin Cancer Res 2007; 13 (2 Pt 1): 388-397.

47. Galon J, Fridman WH, Pagès F. The adaptive immunologic microenvironment in colorectal cancer: a novel perspective. Cancer Res 2007; 67 (5): 1883-1886.

48. Fridman WH, Pagès F, Sautès-Fridman C, Galon J. O contexto imunitário nos tumores humanos: impacto no resultado clínico. Nat Rev Cancer 2012; 12 (4): 298-306.

49. Galon J, Pagès F, Marincola FM, Angell HK, Thurin M, et al. Classificação do cancro

utilizando o Immunoscore: um grupo de trabalho mundial. J Transl Med 2012; 10: 205. doi: 10.1186/1479-5876-10-205.

50. Kirilovsky A, Marliot F, El Sissy C, Haicheur N, Galon J, et al. Bases racionais para a utilização do Immunoscore em contextos clínicos de rotina como biomarcador prognóstico e preditivo em doentes com cancro. Int Immunol 2016; 28 (8): 373-382.

51. Kwak Y, Koh J, Kim DW, Kang SB, Kim WH, et al. O Immunoscore que engloba as densidades de células T CD3+ e CD8+ em metástases distantes é um marcador prognóstico robusto para o cancro colorrectal avançado. Oncotarget 2016; 7 (49): 81778-81790.

52. Hermitte F. Cartilha de tecnologia de monitorização imunológica de biomarcadores: Immunoscore® Colon. J Immunother Cancer 2016; 4: 57. doi: 10.1186/s40425-016-0161-x.

53. Park JH, McMillan DC, Edwards J, Horgan PG, Roxburgh CS. Comparação do valor prognóstico das medidas do infiltrado de células inflamatórias tumorais e do estroma associado ao tumor em pacientes com cancro colorrectal operável primário. Oncoimunologia 2016; 5 (3): e1098801. eCollection 2016.

54. Galon J, Fox BA, Bifulco CB, Masucci G, Rau T, et al. Immunoscore e Immunoprofiling no cancro: uma atualização da ponte do melanoma e da imunoterapia 2015. J Transl Med 2016; 14: 273. doi: 10.1186/s12967-016-1029-z.

55. Mlecnik B, Bindea G, Kirilovsky A, Angell HK, Obenauf AC, et al. O microambiente tumoral e o Immunoscore são determinantes críticos da disseminação para metástases distantes. Sci Transl Med 2016; 8 (327): 327ra26. doi: 10.1126/scitranslmed.aad6352.

56. Becht E, Giraldo NA, Germain C, de Reyniès A, Laurent-Puig P, et al. Contextura imunitária, Immunoscore e subgrupos moleculares de células malignas para classificações prognósticas e terapêuticas de cancros. Adv Immunol 2016; 130: 95-190.

57. Crittenden M, Kohrt H, Levy R, Jones J, Camphausen K, et al. Ensaios clínicos actuais que testam combinações de imunoterapia e radiação. Semin Radiat Oncol 2015; 25 (1): 54-64.

58. Teng F, Mu D, Meng X, Kong L, Zhu H, et al. Linfócitos infiltrantes de tumores (TILs) antes e depois da quimiorradioterapia neoadjuvante e sua utilidade clínica para o cancro do reto. Am J Cancer Res 2015; 5 (6): 2064-2074.

59. Formenti SC, Demaria S. Combinação de radioterapia e imunoterapia do cancro: uma mudança de paradigma. J Natl Cancer Inst 2013; 105 (4): 256-265.

60. Hiniker SM, Maecker HT, Knox SJ. Preditores de resposta clínica à imunoterapia com ou sem radioterapia. J Radiat Oncol 2015; 4: 339-345.

61. Janiak MK, Wincenciak M, Cheda A, Nowosielska EM, Calabrese EJ. Imunoterapia do cancro: como a radiação ionizante de baixo nível pode desempenhar um papel fundamental. Cancer Immunol Immunother 2017; 66 (7): 819-832.

62. Rödel F, Frey B, Gaipl U, Keilholz L, Fournier C, et al. Modulação de reacções imunes inflamatórias por radiação ionizante de baixa dose: mecanismos moleculares e aplicação clínica. Curr Med Chem 2012; 19 (12): 1741-1750.

63. Swart M, Verbrugge I, Beltman JB. Abordagens de combinação com bloqueio do ponto de verificação imunológico na terapia do cancro. Front Oncol 2016; 6: 233. eCollection 2016.

64. Sharma A, Bode B, Wenger RH, Lehmann K, Sartori AA, et al. y-Radiation promotes immunological recognition of cancer cells through increased expression of cancertestis antigens in vitro and in vivo. PLoS One 2011; 6 (11): e28217. doi: 10.1371/journal.pone.0028217.

65. Esposito A, Criscitiello C, Curigliano G. Inibidores do ponto de controlo imunitário com radioterapia e tratamento loco-regional: sinergismo e potenciais implicações clínicas. Curr Opin Oncol 2015; 27 (6): 445-451.

66. Golden EB, Frances D, Pellicciotta I, Demaria S, Helen Barcellos-Hoff M, et al. A radiação promove a morte celular imunogénica dependente da dose e induzida pela quimioterapia. Oncoimunologia 2014; 3: e28518. eCollection 2014.

67. Lee Y, Auh SL, Wang Y, Burnette B, Wang Y, et al. Efeitos terapêuticos da radiação ablativa sobre o tumor local requerem células T CD8+: mudança de estratégias para o tratamento do cancro. Blood 2009; 114 (3): 589-595.

68. Gameiro SR, Ardiani A, Kwilas A, Hodge JW. As respostas de sobrevivência induzidas pela radiação promovem a modulação imunogénica para melhorar a imunoterapia em regimes combinatórios. Oncoimunologia 2014; 3: e28643. eCollection 2014.

69. Yasuda K, Nirei T, Sunami E, Nagawa H, Kitayama J. A densidade de linfócitos T CD4(+) e CD8(+) em amostras de biopsia pode ser um indicador da resposta patológica à quimiorradioterapia (CRT) para o cancro do reto. Radiat Oncol 2011; 6: 49. doi: 10.1186/1748-717X-6-49.

70. Dunn GP, Old LJ, Schreiber RD. Os três Es da imunoedição do cancro. Annu Rev Immunol 2004; 22: 329-360.

71. Fridman WH, Dieu-Nosjean MC, Pagès F, Cremer I, Damotte D, et al. O microambiente imunitário dos tumores humanos: significado geral e impacto clínico. Cancer Microenviron 2013; 6 (2): 117-122.

72. Demaria S, Pilones KA, Vanpouille-Box C, Golden EB, Formenti SC. A parceria ideal de

radiação e imunoterapia: dos estudos pré-clínicos à tradução clínica. Radiat Res 2014; 182 (2): 170-181.

73. Ahmed MM, Guha C, Hodge JW, Jaffee E. Imunobiologia da radioterapia: novos paradigmas. Radiat Res 2014; 182 (2): 123-125.

74. Jeong H, Bok S, Hong BJ, Choi HS, Ahn GO. Respostas imunes induzidas por radiação: mecanismos e perspectivas terapêuticas. Blood Res 2016; 51 (3): 157-163.

75. Pilones KA, Vanpouille-Box C, Demaria S. Combinação de radioterapia e inibidores do ponto de verificação imunológico. Semin Radiat Oncol 2015; 25 (1): 28-33.

76. Vacchelli E, Bloy N, Aranda F, Buqué A, Cremer I, et al. Trial Watch: Imunoterapia mais radioterapia para indicações oncológicas. Oncoimmunology 2016; 5 (9): e1214790. eCollection 2016.

77. Postow MA, Callahan MK, Barker CA, Yamada Y, Yuan J, et al. Correlatos imunológicos do efeito abscópico num doente com melanoma. N Engl J Med 2012; 366 (10): 925-931.

78. Zeng J, See AP, Phallen J, Jackson CM, Belcaid Z, et al. O bloqueio anti-PD-1 e a radiação estereotáxica produzem sobrevivência a longo prazo em ratos com gliomas intracranianos. Int J Radiat Oncol Biol Phys. 2013; 86 (2): 343-349.

79. Deng L, Liang H, Burnette B, Weicheslbaum RR, Fu YX. A terapia combinatória de radiação e anticorpo anti-PD-L1 induz a depleção mediada por células T de células supressoras derivadas de mieloides e regressão tumoral. Oncoimunologia 2014; 3: e28499. eCollection 2014.

80. Siva S, MacManus MP, Martin RF, Martin OA. Efeitos abscópicos da radioterapia: uma revisão clínica para o radiobiologista. Cancer Lett 2015; 356 (1): 82-90.

81. Reynders K, Illidge T, Siva S, Chang JY, De Ruysscher D. O efeito abscopal da radioterapia local: usando a imunoterapia para tornar um evento raro clinicamente relevante. Cancer Treat Rev 2015; 41 (6): 503-510.

82. Soukup K, Wang X. Radiação e imunoterapia - uma combinação perfeita na era da terapia combinada? Int J Radiat Biol 2015; 91 (4): 299-305.

83. Levy A, Chargari C, Marabelle A, Perfettini JL, Magné N, et al. Os agentes imunoestimuladores podem aumentar o efeito abscópico da radioterapia? Eur J Cancer 2016; 62: 36-45. doi: 10.1016/j.ejca.2016.03.067.

84. Wattenberg MM, Fahim A, Ahmed MM, Hodge JW. Desbloqueando a combinação: potencialização das respostas antitumorais induzidas por radiação com imunoterapia. Radiat Res 2014; 182 (2): 126-138.

85. Grass GD, Krishna N, Kim S. Os mecanismos imunológicos do efeito abscopal na radioterapia. Curr Probl Cancer 2016; 40 (1): 10-24.

86. Abuodeh Y, Venkat P, Kim S. Revisão sistemática de relatos de casos sobre o efeito abscopal. Curr Probl Cancer 2016; 40 (1): 25-37.

87. Mole RH. Irradiação do corpo inteiro; radiobiologia ou medicina? Br J Radiol 1953; 26 (305): 234-241.

88. Marconi R, Strolin S, Bossi G, Strigari L. Uma meta-análise do efeito abscópico em modelos pré-clínicos: A dose biologicamente eficaz é um gatilho físico relevante? PLoS One 2017; 12 (2): e0171559. doi: 10.1371/journal.pone.0171559. eCollection 2017.

89. Ng J, Dai T. Radioterapia e o efeito abscopal: um conceito atinge a maioridade. Ann Transl Med 2016; 4 (6): 118. doi: 10.21037/atm.2016.01.32.

90. Hallahan D, Kuchibhotla J, Wyble C. Cell adhesion molecules mediate radiation- induced leukocyte adhesion to the vascular endothelium. Cancer Res 1996; 56 (22): 5150-5155.

91. Goel S, Duda DG, Xu L, Munn LL, Boucher Y, et al. Normalização da vasculatura para o tratamento do cancro e de outras doenças. Physiol Rev 2011; 91 (3): 1071-1121.

92. Jain RK. Normalização da vasculatura tumoral: um conceito emergente na terapia antiangiogénica. Science 2005; 307 (5706): 58-62.

93. Bellone M, Calcinotto A. Formas de melhorar o tráfico de linfócitos para os tumores e a aptidão dos linfócitos infiltrantes de tumores. Front Oncol 2013; 3: 231. doi: 10.3389/fonc.2013.00231.

94. de Bock K, Cauwenberghs S, Carmeliet P. Anormalização dos vasos: outra caraterística do cancro? Mecanismos moleculares e implicações terapêuticas. Curr Opin Genet Dev 2011; 21 (1): 73-79.

95. Carmeliet P, Jain RK. Princípios e mecanismos de normalização de vasos para o cancro e outras doenças angiogénicas. Nat Rev Drug Discov 2011; 10 (6): 417-427.

96. Whiteside TL. O microambiente tumoral e o seu papel na promoção do crescimento tumoral. Oncogene 2008; 27 (45): 5904-5912.

97. Hatfield SM, Kjaergaard J, Lukashev D, Schreiber TH, Belikoff B, et al. Mecanismos imunológicos dos efeitos antitumorais da oxigenação suplementar. Sci Transl Med 2015; 7 (277): 277ra30. doi: 10.1126/scitranslmed.aaa1260.

98. Cantelmo AR, Pircher A, Kalucka J1, Carmeliet P. Poda ou cicatrização de vasos: o metabolismo endotelial como um novo alvo? Expert Opin Ther Targets 2017; 21 (3): 239247.

99. Hamzah J, Jugold M, Kiessling F, Rigby P, Manzur M, et al. A normalização vascular em tumores deficientes em Rgs5 promove a destruição imunitária. Nature 2008; 453 (7193): 410-414.

100. Baronzio G, Schwartz L, Kiselevsky M, Guais A, Sanders E, et al. Tumor interstitial fluid as modulator of cancer inflammation, thrombosis, immunity and angiogenesis. Anticancer Res 2012; 32 (2): 405-414.

101. Huang Y, Goel S, Duda DG, Fukumura D, Jain RK. Normalização vascular como uma estratégia emergente para melhorar a imunoterapia contra o cancro. Cancer Res 2013; 73 (10): 2943-2948.

102. Jain RK. Normalização do microambiente tumoral para tratar o cancro: da bancada à cabeceira aos biomarcadores. J Clin Oncol 2013; 31 (17): 2205-2218.

103. Cham CM, Gajewski TF. A disponibilidade de glicose regula a produção de IFN-gama e a ativação da quinase p70S6 nas células T efectoras CD8+. J Immunol 2005; 174 (8): 4670-4677.

104. Voron T, Colussi O, Marcheteau E, Pernot S, Nizard M, et al. VEGF-A modula a expressão de pontos de controlo inibitórios em células T CD8+ em tumores. J Exp Med 2015; 212 (2): 139-148.

105. Hendry SA, Farnsworth RH, Solomon B, Achen MG, Stacker SA, et al. O papel da vasculatura tumoral na resposta imune do hospedeiro: implicações para estratégias terapêuticas visando o microambiente tumoral. Front Immunol 2016; 7: 621. doi: 10.3389 /fimmu.2016.00621. eCollection 2016.

106. Shi S, Chen L, Huang G. A terapia antiangiogénica melhora o efeito antitumoral da imunoterapia celular adotiva através da normalização da vasculatura tumoral. Med Oncol 2013; 30 (4): 698. doi: 10.1007/s12032-013-0698-1.

107. Huang Y, Yuan J, Righi E, Kamoun WS, Ancukiewicz M, et al. As doses de normalização vascular do tratamento antiangiogénico reprogramam o microambiente tumoral imunossupressor e melhoram a imunoterapia. Proc Natl Acad Sci EUA 2012; 109 (43): 17561-17566.

108. Terme M, Pernot S, Marcheteau E, Sandoval F, Benhamouda N, et al. O bloqueio da via VEGFA-VEGFR inibe a proliferação de células T reguladoras induzidas por tumor no cancro colorrectal. Cancer Res 2013; 73 (2): 539-549.

109. Ramjiawan RR, Griffioen AW, Duda DG. Anti-angiogénese para o cancro revisitada: Existe um papel para combinações com imunoterapia? Angiogénese 2017; 20 (2): 185-204.

110. Buka D, Dvorak J, Sitorova V, Sirak I, Voboril R, et al. As alterações da expressão do fator de crescimento endotelial vascular do tumor após quimiorradiação neoadjuvante em doentes com adenocarcinoma rectal. Contemp Oncol (Pozn) 2017; 21 (1): 48-53.

111. Buka D, Dvorak J, Sitorova V, Hatlova J, Richter I, et al. Alterações na densidade CD8+ de linfócitos infiltrantes de tumores após radioquimioterapia neoadjuvante em doentes com adenocarcinoma rectal. Klin Onkol 2016; 29 (3): 204-209.

112. Dvorak J, Melichar B, Hyspler R, Krcmova L, Urbanek L, et al. Intestinal permeability, vitamin A absorption, alpha-tocopherol, and neopterin in patients with rectal carcinoma treated with chemoradiation. Med Oncol 2010; 27 (3): 690-696.

113. Critérios Comuns de Toxicidade para Eventos Adversos v 4.0 (CTCAE); http://ctep.cancer.gov.

114. Rödel C, Hofheinz R, Fokas E. Rectal cancer: Quimiorradioterapia neoadjuvante. Best Pract Res Clin Gastroenterol 2016; 30 (4): 629-639.

115. Wolff HA, Conradi LC, Beissbarth T, Leha A, Hohenberger W, et al. O género afecta a toxicidade aguda dos órgãos durante a radioquimioterapia para o cancro do reto: resultados a longo prazo do ensaio alemão CAO/ARO/AIO-94 de fase III. Radiother Oncol 2013; 108 (1): 48-54.

116. Maj E, Papiernik D, Wietrzyk J. Tratamento antiangiogénico do cancro: A grande descoberta e a maior complexidade (Revisão). Int J Oncol 2016; 49 (5): 1773-1784.

117. Lin Z, Zhang Q, Luo W. Inibidores da angiogénese como agentes terapêuticos no cancro: Desafios e direcções futuras. Eur J Pharmacol 2016; 793: 76-81. doi: 10.1016/j.ejphar.2016.10.039.

118. Nozue M, Isaka N, Fukao K. Over-expression of vascular endothelial growth fator after preoperative radiation therapy for rectal cancer. Oncol Rep 2001; 8 (6): 1247-1249.

119. Dvorak J, Sitorova V, Ryska A, Sirak I, Richter I, et al. O significado prognóstico das alterações da expressão do recetor do fator de crescimento epidérmico tumoral após quimiorradiação neoadjuvante em doentes com adenocarcinoma do reto. Strahlenther Onkol 2012; 188 (9): 833-838.

120. Richter I, Dvorak J, Urbanec M, Bluml A, Cermakova E, et al. O significado prognóstico da alteração da expressão do recetor do fator de crescimento epidérmico tumoral (EGFR) após quimiorradiação neoadjuvante em doentes com adenocarcinoma do reto. Contemp Oncol (Pozn). 2015; 19: 48-53.

121. Richter I, Dvorak J, Bluml A, Cermakova E, Bartos J, et al. Influência da quimiorradioterapia pré-operatória nas alterações da expressão do recetor do fator de crescimento epidérmico em doentes tratados com quimiorradioterapia pré-operatória para carcinoma do reto localmente avançado. Klin Onkol 2014; 27 (5): 361-366.

122. Richter I. Rectal cancer; The prognostic significance of change of the epidermal growth fator recetor expression in patients with rectal cancer 2015; LAP Lambert Academic Publishing, 56 pp.

123. Ropponen KM, Eskelinen MJ, Lipponen PK, Alhava E, Kosma VM. Prognostic value of tumor-

infiltrating lymphocytes (TILs) in colorectal cancer (Valor prognóstico dos linfócitos infiltrantes do tumor (TILs) no cancro colorrectal). J Pathol 1997; 182 (3): 318-324.

124. Chiba T, Ohtani H, Mizoi T, Naito Y, Sato E, et al. A contagem de células T CD8+ intra-epiteliais torna-se um fator de prognóstico após um período de seguimento mais longo no carcinoma colorrectal humano: possível associação com a supressão de micrometástases. Br J Cancer 2004; 91 (9): 1711-1717.

125. Galon J, Costes A, Sanchez-Cabo F, Kirilovsky A, Mlecnik B, et al. Type, density, and location of immune cells within human colorectal tumors predict clinical outcome. Science 2006; 313 (5795): 1960-1964.

126. Pagès F, Kirilovsky A, Mlecnik B, Asslaber M, Tosolini M, et al. As células T citotóxicas e de memória in situ prevêem o resultado em doentes com cancro colorrectal em fase inicial. J Clin Oncol 2009; 27 (35): 5944-5951.

127. Mlecnik B, Tosolini M, Kirilovsky A, Berger A, Bindea G, et al. Os factores de prognóstico baseados na histopatologia dos cancros colorrectais estão associados ao estado da reação imunitária local. J Clin Oncol 2011; 29 (6): 610-618.

128. Kim JH, Park HE, Cho NY, Lee HS, Kang GH. Caracterização de subconjuntos PD-L1-positivos de cancros colorrectais instáveis por microssatélites. Br J Cancer 2016; 115 (4): 490-496.

129. Copija A, Waniczek D, Witkos A, Walkiewicz K, Nowakowska-Zajdel E. Significado clínico e relevância prognóstica da instabilidade de microssatélites em pacientes com cancro colorrectal esporádico. Int J Mol Sci 2017; 18 (1). pii: E107. doi: 10.3390/ijms18010107.

130. Kloor M, Staffa L, Ahadova A, von Knebel Doeberitz M. Significado clínico da instabilidade de microssatélites no cancro colorrectal. Langenbecks Arch Surg 2014; 399 (1): 23-31.

131. De Smedt L, Lemahieu J, Palmans S, Govaere O, Tousseyn T, et al. Microsatellite instable vs stable colon carcinomas: analysis of tumor heterogeneity, inflammation and angiogenesis. Br J Cancer 2015; 113 (3): 500-509.

132. Le DT, Uram JN, Wang H, Bartlett BR, Kemberling H, et al. Bloqueio de PD-1 em tumores com deficiência de reparação de incompatibilidade. N Engl J Med 2015; 372 (26): 2509-2520.

133. Sun X, Suo J, Yan J. Imunoterapia no cancro colorrectal humano: Desafios e perspectivas. World J Gastroenterol 2016; 22 (28): 6362-6372.

134. Maby P, Tougeron D, Hamieh M, Mlecnik B, Kora H, et al. Correlação entre a densidade do infiltrado de células T CD8+ em cancros colorrectais instáveis por microssatélite e mutações de frameshift: uma justificação para a imunoterapia personalizada. Cancer Res 2015; 75 (17): 3446-

3455.

135. Boland PM, Ma WW. Imunoterapia para o cancro colorrectal. Cancros (Basileia) 2017; 9 (5). pii: E50. doi: 10.3390/cancers9050050.

136. Galon J, Mlecnik B, Bindea G, Angell HK, Berger A, et al. Para a introdução do "Immunoscore" na classificação de tumores malignos. J Pathol 2014; 232 (2): 199-209.

137. Alexandrov LB, Nik-Zainal S, Wedge DC, Aparicio SA, Behjati S, et al. Assinaturas de processos mutacionais no cancro humano. Nature 2013; 500 (7463): 415421.

138. Link JT, Overman MJ. Imunoterapia Progresso no cancro colorrectal deficiente em reparação de incompatibilidade e desafios terapêuticos futuros. Cancer J 2016; 22 (3): 190-195.

139. McGranahan N, Furness AJ, Rosenthal R, Ramskov S, Lyngaa R, et al. Os neoantigénios clonais provocam a imunorreactividade das células T e a sensibilidade ao bloqueio do ponto de controlo imunitário. Science 2016; 351 (6280): 1463-1469.

140. Passardi A, Canale M, Valgiusti M, Ulivi P. Pontos de verificação imunológicos como alvo para o tratamento do câncer colorretal. Int J Mol Sci 2017; 18 (6). pii: E1324. doi: 10.3390/ijms18061324.

141. Quiroga D, Lyerly HK, Morse MA. Reparação deficiente de incompatibilidade e o papel da imunoterapia no cancro colorrectal metastático. Curr Treat Options Oncol 2016; 17 (8): 41. doi: 10.1007/s11864-016-0414-4.

Lista de abreviaturas

AJCC – American joint committee on cancer

CEA – carcinoembryonic antigen

CTCAE – Common toxicity criteria for adverse events

cTcNM – pretreatment clinical TNM classification

DFS – disease free survival

DSS – disease specific survival

EGFR – epidermal growth factor receptor

F – female

5-FU – 5-fluorouracil

g – gram

Gy – Gray

l – litre

M – male

MDSC – myeloid-derived-suppressor cells

micr. res. tu – microscopic residual tumor

NCSS – Number cruncher statistical systems

OS – overall survival

pCR – pathological complete response

R0 – resection with microscopically negative margins

R1 – resection with microscopic residual tumor

R2 – resection with macroscopically visible residual tumor

CHRT – chemoradiotherapy

TIL – tumor infiltrating lymphocytes

UICC – Union for international cancer control

VEGF – vascular endothelial growth factor

ypTypNM – postsurgical histopathological TNM classification after neoadjuvant chemoradiotherapy

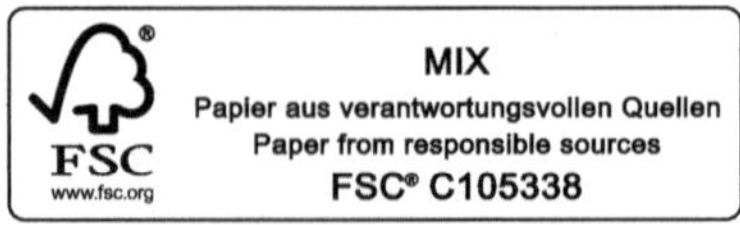

Printed by Books on Demand GmbH, Norderstedt / Germany